北京儿童医院
BEIJING CHILDREN'S HOSPITAL

福棠儿童医学发展研究中心
FUTANG RESEARCH CENTER
OF PEDIATRIC DEVELOPMENT

儿童健康好帮手

儿童普外科疾病分册

总主编　倪　鑫　沈　颖

主　编　陈亚军　侯广军

编　者（按姓氏笔画排序）

　　　　王增萌　首都医科大学附属北京儿童医院
　　　　张　丹　首都医科大学附属北京儿童医院
　　　　张现伟　河南省儿童医院
　　　　陈亚军　首都医科大学附属北京儿童医院
　　　　庞文博　首都医科大学附属北京儿童医院
　　　　侯广军　河南省儿童医院
　　　　耿宪杰　河南省儿童医院

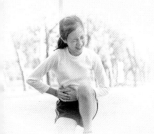

人民卫生出版社

图书在版编目（CIP）数据

儿童健康好帮手.儿童普外科疾病分册/陈亚军，侯广军主编.—北京：人民卫生出版社，2020

ISBN 978-7-117-29996-1

Ⅰ.①儿…　Ⅱ.①陈…　②侯…　Ⅲ.①儿童–保健–问题解答②小儿疾病–外科–诊疗–问题解答　Ⅳ.①R179-44②R726-44

中国版本图书馆 CIP 数据核字（2020）第 079831 号

| 人卫智网 | www.ipmph.com | 医学教育、学术、考试、健康，购书智慧智能综合服务平台 |
| 人卫官网 | www.pmph.com | 人卫官方资讯发布平台 |

儿童健康好帮手——儿童普外科疾病分册

主　　编：陈亚军　侯广军
出版发行：人民卫生出版社（中继线 010-59780011）
地　　址：北京市朝阳区潘家园南里 19 号
邮　　编：100021
E - mail：pmph@pmph.com
购书热线：010-59787592　010-59787584　010-65264830
印　　刷：北京顶佳世纪印刷有限公司
经　　销：新华书店
开　　本：787×1092　1/32　印张：4
字　　数：62 千字
版　　次：2020 年 6 月第 1 版　2020 年 6 月第 1 版第 1 次印刷
标准书号：ISBN 978-7-117-29996-1
定　　价：29.00 元
打击盗版举报电话：010-59787491　E-mail：WQ@pmph.com
质量问题联系电话：010-59787234　E-mail：zhiliang@pmph.com

总序

2016 年 5 月,国家卫生和计划生育委员会(现称为国家卫生健康委员会)等六部委联合印发《关于加强儿童医疗卫生服务改革与发展的意见》的文件,其中指出:儿童健康事关家庭幸福和民族未来。加强儿童医疗卫生服务改革与发展,是健康中国建设和卫生事业发展的重要内容,对于保障和改善民生、提高全民健康素质具有重要意义。文件中对促进儿童预防保健提出了明确要求,开展健康知识和疾病预防知识宣传,提高家庭儿童保健意识是其中一项重要举措。

为进一步做好儿童健康知识普及与宣教工作,由国家儿童医学中心依托单位——首都医科大学附属北京儿童医院牵头,联合福棠儿童医学发展研究中心 20 家医院知名专家,共同编写了"儿童健康好帮手"系列丛书。本套丛书共计 22 分册,涵盖了儿科 22 个亚专业中的常见疾病。

本套丛书从儿童常见疾病及家庭常见儿童健康问题入手,以在家庭保健、门诊就医、住院治疗等过程中家长最关切的问题为重点,以图文并茂的形式,从百姓的视角,用通俗易懂的语言进行编写,集科学性、实用性、通俗性于一体。

本套丛书可作为家庭日常学习使用,也可用于家长在儿童患病时了解更多疾病和就医的相关知识。本套丛书既是家庭育儿的好帮手,也是临床医生进行健康宣教的好帮手。希望本套丛书能够在满足儿童健康成长,提升身体素质、和谐医患关系等方面发挥更大的作用!

总主编
2020 年 5 月

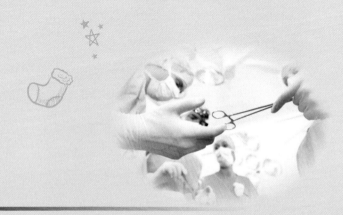

前言

　　儿童普外科疾病涉及的范围较广,病种主要以先天性结构畸形为主。由于普外科疾病出现症状的时间不一,临床表现也不尽相同,而且多需要手术治疗,患儿的家长,往往对这些疾病的了解不够深入,导致其对手术治疗常常存有顾虑。

　　为消除患儿家长的疑虑,使患儿家长对疾病有更加清晰的认识,更好地配合治疗,以促进孩子更快地恢复健康,由国家儿童医学中心首都医科大学附属北京儿童医院、河南省儿童医院普外科的医师共同编写完成了这本《儿童健康好帮手——儿童普外科疾病分册》。全书力求用通俗,用科学和准确的语言,通过问答的方式,解释畸形发生的原因、诊治的过程和疾病的预后。

　　全书共分为颈部疾病、肝胆胰脾疾病、胃肠道及腹壁疾病三个部分,共设有 110 余个问答,内容涵盖了儿童普外科最常见的、家长最关心的临床问题,使该书真正成为儿童健康的好帮手。本书适用于所有儿童的家长,也可作为儿科医生、保健工作者及基层医务人员的教材和参考书。让我们一起为儿童的健康成长保驾护航!

值此出版之际,衷心感谢参与本书编写专家们的辛勤付出。不足之处恳请广大读者提出宝贵意见和建议。

陈亚军　侯广军

2020 年 5 月

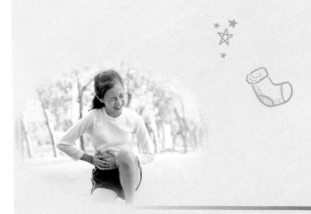

目录

Contents

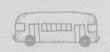

23 PART 2
肝胆胰脾疾病

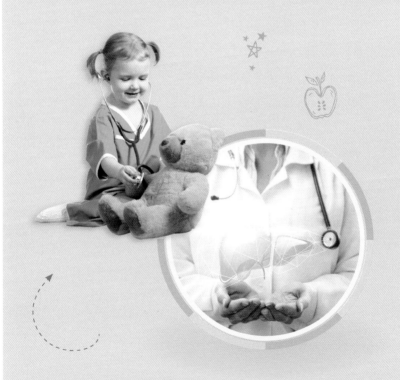

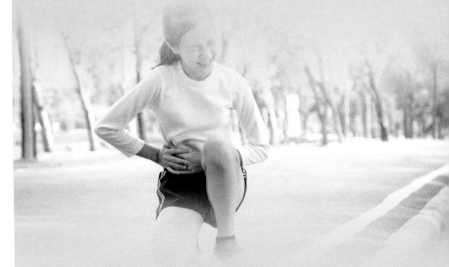

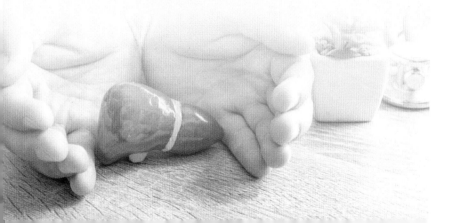

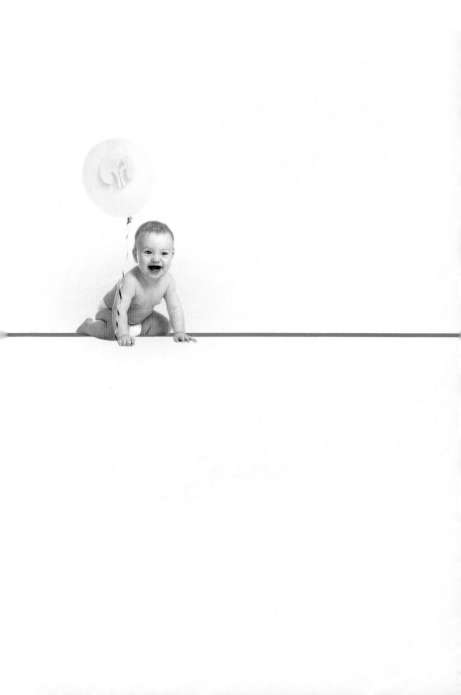

PART 1

颈部疾病

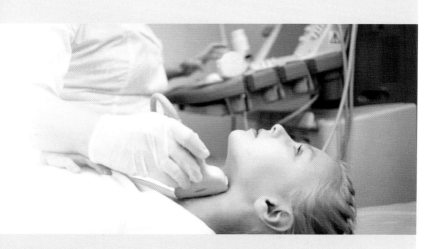

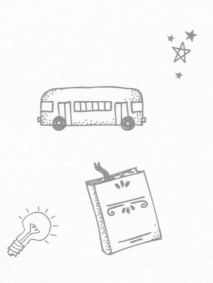

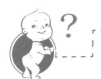

孩子脖子前方中间有个包块可能是什么病?

甲状舌管囊肿(图1)是学龄前儿童最常见的颈部正中包块,它是一种良性的先天性疾病。在胚胎发育过程中,在正常情况下,随着甲状腺下行至其正常位置,甲状舌管逐步退化。有时,尽管甲状腺完全下行至正常位置,但仍有管腔残留,即有可能发生甲状舌管囊肿。它起自舌底的舌盲孔,穿过舌骨的中部向下延伸,可发生于舌底与甲状腺中间的任何位置,但大多数都会穿过舌骨。需要与之鉴别的疾病主要是异位甲状腺(图2),

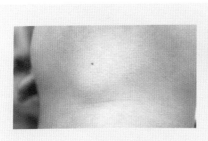

图1 甲状舌管囊肿

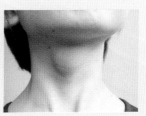

图2 异位甲状腺

它是由于胚胎发育过程中甲状腺组织不能正常向背侧移位所致,包块多位于颈部正中,且在外形和质地上不易与甲状舌管囊肿区分,因此需行超声及放射性核素扫描,以明确诊断。

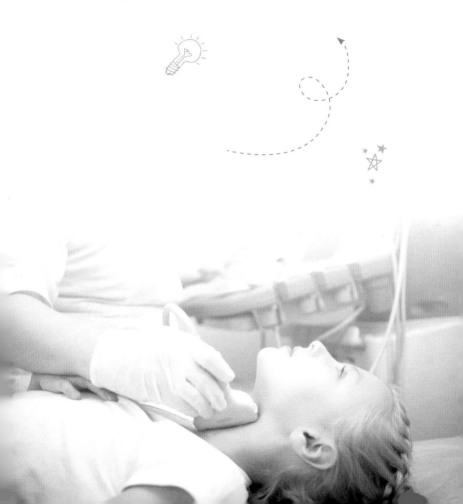

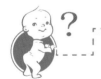

甲状舌管囊肿和
瘘管需要治疗吗？

甲状舌管囊肿和瘘管需要行手术切除，保守治疗不能治愈本病，不治疗则会有反复感染、破溃并遗留瘢痕的风险。手术治疗（图3）是唯一可以有效根治本病的方式，包括完整切除囊肿及瘘管、舌骨中部以及舌骨上方一直延伸到舌底的组织。手术需要切除部分舌骨是由于瘘管绝大多数都会穿过舌骨，切除舌骨中部方可根治本病，且对患儿无不良影响，不切除舌骨将很可能导致囊肿复发，复发后仍需行二次手术切除。

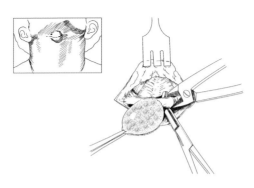

图3 甲状舌管囊肿手术示意图

孩子得了甲状舌管囊肿和瘘管并且红肿、破溃怎么办?

　　甲状舌管囊肿和瘘管可表现为颈部正中无症状包块,亦可出现局部包块的红肿、疼痛、破溃,无发热等全身症状的患儿可予二代或三代头孢菌素口服抗感染治疗,发热患儿需行血常规及 CRP 检查,了解有无全身性感染表现,口服抗感染药物无效时应予静脉抗感染治疗,同时注意充分引流包块内脓液,破溃局部换药,直至创面痊愈。需要提及的是甲状舌管囊肿和瘘管有反复感染、破溃的可能。

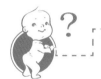

孩子得了甲状舌管囊肿和瘘管什么时候手术合适？

孩子 3 岁后可行手术切除甲状舌管囊肿和瘘管，主要考虑此时患儿神经系统发育完全，耐受手术麻醉能力增强，且颈部操作空间较之前增大，易于手术操作，此外，患儿术后能基本配合，利于伤口护理，降低感染发生率。对于因感染、破溃就诊的患儿，处理方式同上所述，治愈后 3 个月再行手术切除甲状舌管囊肿和瘘管，因 3 个月内局部炎症吸收将利于手术操作，减少术中出血及对周围组织结构的影响，利于术后恢复。

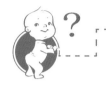

甲状舌管囊肿和瘘管术后会复发吗?

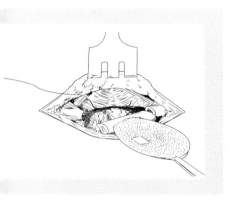

图4 术中切除囊肿及部分舌骨

若手术不切除舌骨,或者瘘管、囊肿切除不完全,将会导致囊肿复发,复发后仍需行二次手术切除。此外,如果甲状舌管囊肿和瘘管感染治愈后未满3个月即行手术也易增加术后复发的概率,这是因为周围组织的炎症、粘连会影响手术野的暴露及瘘管、囊肿的完整切除,可能遗留瘘管、囊肿,导致复发(图4)。

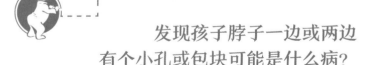

发现孩子脖子一边或两边 有个小孔或包块可能是什么病?

头颈部结构来源于六对鳃弓及鳃裂,这些结构退化不全,就会导致先天性的囊肿、窦道或瘘。鳃的残迹在出生后即可发现,通常可表现为幼儿颈部一侧的小孔或包块,偶有双侧的情况出现,包括窦道、瘘、囊肿(图5)或是软骨样结构。这一瘘管或窦道会持续分泌黏液,在学龄期或学龄前儿童颈部的囊肿常并发感染(图6)。

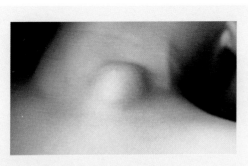

图5 颈部鳃源性囊肿及瘘

鳃的残迹也可表现为软骨样肿块（图7）或索条,并可与瘘管相通。皮肤凹陷或皮肤附件也较多见。

第一对鳃瘘常位于耳前或耳后,或颈部上方靠近下颌骨的地方,瘘管常穿过腮腺,止于外耳道,外观上可见到耳前的小孔。第二对鳃瘘最常见,常位于颈部两侧中下1/3处。第三对鳃瘘多位于两锁骨头端,有时包含软骨,在临床上多表现为质硬的包块或皮下脓肿。

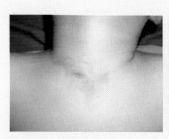 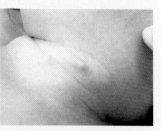

图6 颈部鳃瘘感染　　　　图7 颈部软骨样肿块

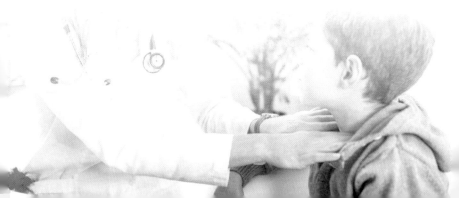

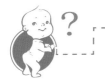

颈部鳃源性囊肿和
瘘管需要治疗吗?

孩子颈部的鳃源性囊肿和瘘管有继发感染的可能,
且影响局部美观,建议 3 岁后行手术切除(图 8)。术前
要行颈部 B 超检查仔细了解瘘管的走行,有助于手术切
口的选择并完整切除瘘管,比如最常见的第二对鳃瘘大
多需要在一侧颈部行上下两个并行的横行切口,目的是
在完整切除瘘管的同时尽量保证美观。

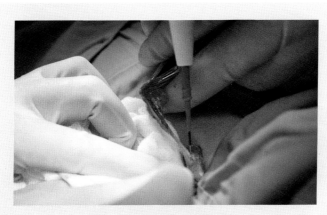

图 8　手术切除颈部鳃源性瘘管

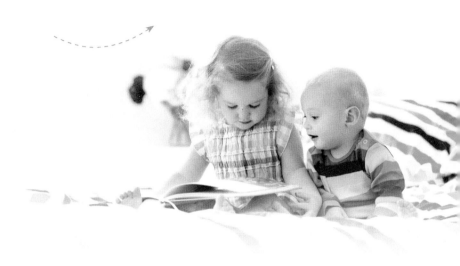

如果颈部的鳃源性囊肿和瘘管出现局部红肿、疼痛、破溃，若无发热等全身症状可予患儿二代或三代头孢菌素口服抗感染治疗，发热患儿需行血常规及 C 反应蛋白（C-reactive protein, CRP）检查，了解有无全身性感染表现，口服抗感染药物无效时应予以静脉抗感染药物治疗。局部红肿包块若大部分质地较硬，则不宜行切开引流或穿刺抽脓治疗，待包块变软（脓肿液化）时再考虑切开引流或穿刺抽脓治疗。脓肿切开后应每天换药，充分引流包块内脓液，直至创面痊愈。治愈后 3 个月再行手术切除鳃源性囊肿和瘘管。

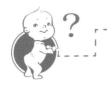

颈部鳃源性囊肿和瘘管术后会复发吗?

若手术中瘘管、囊肿切除不完全将会导致复发,复发后仍需行二次手术切除。此外,如果囊肿和瘘管感染治愈后未满3个月即行手术也易增加术后复发的概率,这是因为周围组织的炎症、粘连会影响手术野的暴露及瘘管、囊肿的完整切除,可能遗留瘘管、囊肿,导致复发,尤其是第二对鳃瘘走行较长,且紧邻颈部重要的神经、血管(图9),在炎症、粘连的情况下为保护瘘管周围重要的结构可能有瘘管残留,此种情况就会有术后复发的可能性。

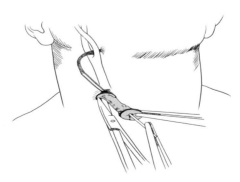

图 9 颈部鳃源性瘘管跨过颈总动脉分叉处

在孩子脖子上摸到一个或者几个疙瘩可能是什么病?

如果在孩子脖子上摸到疙瘩,那可能是增大的淋巴结。淋巴结增大多见于耳后、枕后、下颌下及颈部两侧,颈部两侧常成串出现。病因多种多样,但最常见的是感染性因素。在大多数健康的儿童,这些区域可触及一个或数个小的、可活动的、橡皮样质感的淋巴结,直径多在 1cm 以内(图 10)。然而,当这些区域或锁骨区域出现相对固定的、质硬的、逐渐增大的淋巴结时需进一步明确潜在病因。如果出现其他相关的症状,包括发热、夜间盗汗、体重减轻,也应行全面检查。

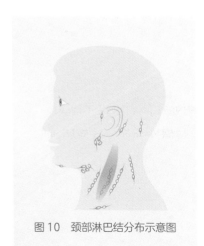

图 10 颈部淋巴结分布示意图

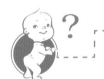

孩子脖子淋巴结肿大
需要看病吗？

淋巴结是人体正常的免疫器官,淋巴结的变化与许多疾病的发生、发展、诊断及治疗密切相关,尤其是对感染、肿瘤等的诊断、发展变化的观察起着非常重要的作用。淋巴结分布于全身,一般检查只能发现身体各部位表浅淋巴结的变化。正常情况下,表浅淋巴结很小,直径多为0.5~1cm,质地柔软,表面光滑,无压痛,与毗邻组织无粘连,常呈链状与组群分布,通常不易触及。淋巴结肿大比较常见,可发生于任何年龄段人群,可见于多种疾病,有良性,也有恶性。局部肿大伴明显疼痛者常提示感染,进行性无痛性肿大者常提示恶性肿瘤性疾病。故应明确淋巴结肿大的原因,及时就诊、确诊,是非常重要的。

儿童颈部淋巴结肿大多与上呼吸道感染及咽部炎症有关,少数为结核感染或血液系统疾病,应于小儿内科就诊,明确病因,对症治疗。

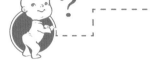

什么情况下需要给
孩子做颈部淋巴结活检手术？

淋巴结是免疫器官,当细菌、病毒或某些化学药物、肿瘤细胞影响人体健康时,血液中执行免疫功能的淋巴细胞会在淋巴结内聚集并大量增生,导致淋巴结肿大。因此,如果淋巴结有肿大、胀痛的表现,说明人体相应的区域可能发生了病症,是一种警报信号。

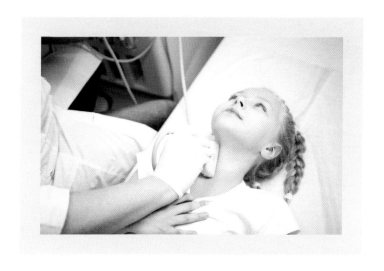

　　颈部淋巴结增大是儿童最常见的疾病之一,许多家长会要求外科医师行活检和／或切除。大多数情况下,颈部淋巴结增大提示周围组织器官感染,血常规检查可见中性粒细胞增高,经抗感染治疗后淋巴结常会缩小,但仍可摸到,可活动,无压痛。若抗感染治疗无效,且出现其他相关的症状,包括长期低热、夜间盗汗、体重减轻或进行性无痛性肿大者,应与颈部淋巴结结核、恶性淋巴瘤、转移性恶性肿瘤相鉴别,需进一步行超声、胸部 X 线片及 CT 检查来更好地评估淋巴结及其他部位有无异常情况,若仍无法明确诊断,则需行颈部淋巴结活检手术。

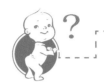

孩子脖子淋巴结肿大发炎
疼痛怎么治疗？

有时孩子会出现一侧或双侧颈部淋巴结肿大,可有压痛,质中,表面光滑,可活动。肿大淋巴结数目及大小不一,多为蚕豆到拇指大小。急性淋巴结炎局部常有红肿、发热、疼痛,慢性淋巴结炎急性发作时症状同急性淋巴结炎。颈部急性淋巴结炎常见于儿童,多由上呼吸道感染、扁桃体炎、龋齿、咽炎、口腔炎、外耳道炎等引起,通过淋巴引流途径引起颈部淋巴结感染(图11)。病原

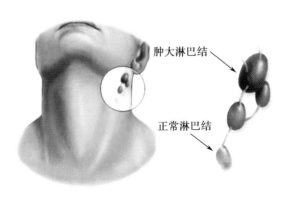

肿大淋巴结

正常淋巴结

图11 颈部淋巴结炎

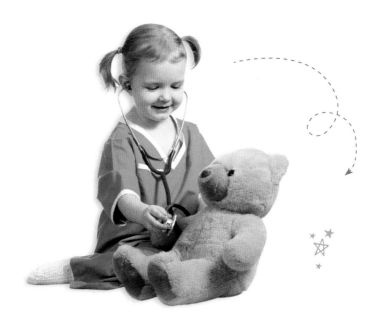

菌以金黄色葡萄球菌和溶血性链球菌为主。慢性淋巴结炎常因急性淋巴结炎治疗不彻底,原发灶未解除或机体抵抗力差而演变而来。

对于急性双侧颈部淋巴结炎的患儿,常行内科治疗,这是因为其病因多为呼吸道病毒(如:腺病毒、流感病毒、呼吸道合胞病毒)感染。金黄色葡萄球菌和 A 族链球菌是引起化脓性淋巴结炎最常见的病原菌,当淋巴结有波动感时,提示其中心区域有液化坏死,应行穿刺或切开引流。总的治疗原则为内科治疗原发感染病灶,抗感染,加强营养,增强机体抵抗力等。

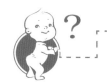

正常淋巴结与淋巴结炎导致的
淋巴结肿大如何鉴别?

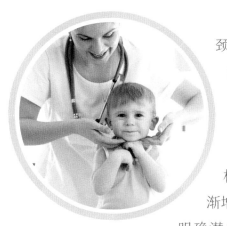

大多数健康的儿童颈部可触及 1 个或数个小的、可活动的、橡皮样质感的淋巴结,直径多在 1cm 以内。然而,当这些区域或锁骨区域出现相对固定的、质硬的、逐渐增大的淋巴结时需进一步明确潜在病因。如出现其他相关的症状,包括发热、夜间盗汗、体重减轻,也应行全面检查。

淋巴结炎一般指感染性淋巴结炎,当细菌沿淋巴管侵袭到淋巴结时,就可能发生淋巴结炎。具体表现为:淋巴结迅速肿大,局部有红肿、压痛,但尚能活动。如果进一步加重,局部红肿热痛区域会扩大,表现为典型的局部感染症状,还可能影响全身,出现畏寒、发热、头痛等情况,此时即需要及时的抗菌消炎治疗。如果炎症未能及时控制,可能扩散到其他淋巴结且互相粘连,严重者可能形成脓肿。

鉴别要点为:正常淋巴结质地柔软,无压痛,直径一般不超过 1cm,表面光滑,与周围组织无粘连。淋巴结炎导致的淋巴结肿大,其过程较迅速,随病情加重直径可能超过 3cm 或更大,局部有红肿、压痛。肿瘤转移的淋巴结一般直径不超过 3cm,质地坚硬、生长快、无压痛,与周边组织有黏着,活动性差,表面凹凸不平。

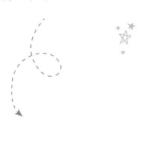

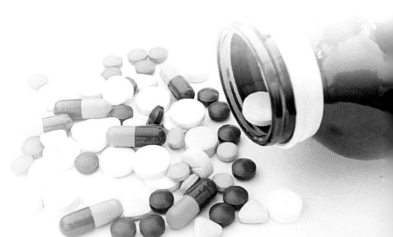

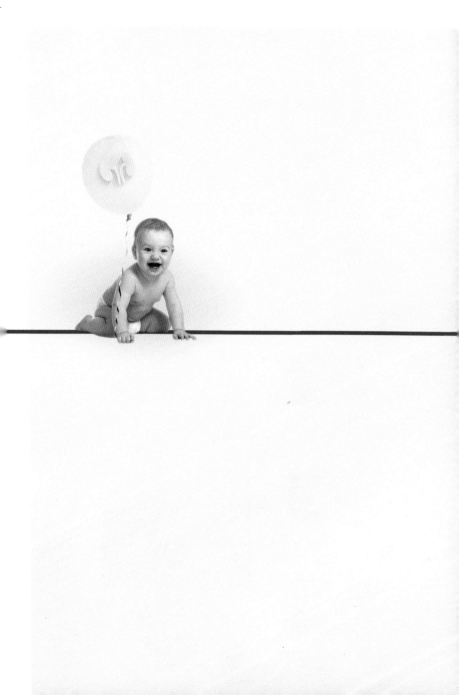

PART 2

肝胆胰脾疾病

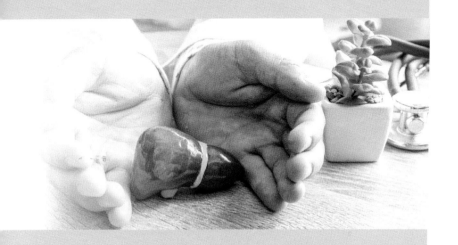

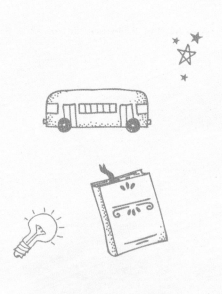

小婴儿大便颜色浅、尿液浓茶色、脸和眼睛发黄可能是什么病?

如果小婴儿出现大便颜色浅、尿液浓茶色、脸和眼睛发黄的情况,应该考虑孩子存在梗阻性黄疸,即肝脏分泌的胆汁不能正常流入肠道中，由此造成大便中缺乏胆汁成分而失去正常颜色,呈现陶土样白色(图 12)。胆汁不能排出导致胆汁淤积并入血,引起皮肤、巩膜黄染,即所谓梗阻性黄疸,部分血液中的胆红素由尿液排出导致尿色加深呈现浓茶色。

通常小婴儿梗阻性黄疸应该考虑以下较常见的疾病:胆汁淤积症、胆道闭锁、先天性胆管扩张症、胆道周围肿瘤占位压迫等。

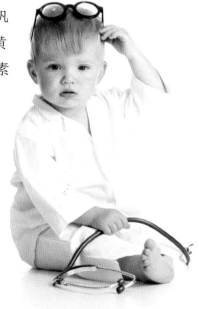

进行血生化、腹部 B 超、核素扫描显像、核磁共振、肝脏硬度值测量等检查,可以辅助疾病的诊断。

　　值得强调的是,孩子的大便颜色变浅、发白时,家长应该引起足够警惕,早期就诊,早期治疗,对孩子疾病的预后将有很大帮助。

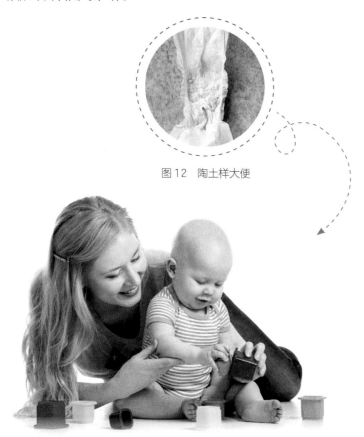

图 12　陶土样大便

胆汁淤积症怎么治疗?

胆汁淤积症是由于胆汁排泄不通畅而导致的,它的具体病因有多种,包括病毒感染(如巨细胞病毒)、胆汁黏稠、胆汁成分异常等。

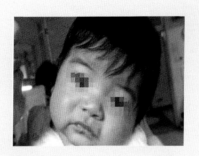

图13 黄疸患儿

可进一步完善相关的检查,甚至要进行基因检测等来分析病因、协助诊断。

通常,先行药物保守治疗,包括抗病毒、中西医结合保肝利胆、激素治疗等。如果治疗效果不佳或怀疑是胆道闭锁的孩子,则有手术探查的指征,此时应手术开腹探查,术中进行造影检查,除外胆道闭锁,并在胆道放管。术后则通过胆道留置的管道行冲洗治疗,帮助胆汁排泄,待患儿病情好转后拔除此管即可。黄疸患儿表现见图13。

胆汁淤积症能治好吗?

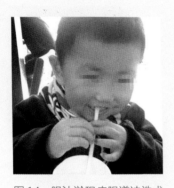

图 14 胆汁淤积症胆道冲洗术后患儿,恢复良好

不同病因引起的胆汁淤积症治疗效果也不同。通常,由于病毒感染而引起的肝炎、胆汁黏稠排泄不畅,经过抗病毒、中西医结合保肝利胆、激素等保守治疗或者手术治疗后效果较好,大多数患儿都可以恢复胆汁的排泄,并逐步消除黄疸,恢复正常(图 14)。然而,由于基因异常导致的胆汁成分异常、排泌障碍而引起胆汁淤积症,则治疗效果欠佳,恢复情况明显差一些。

胆道闭锁怎么治疗？

如果孩子得了胆道闭锁,那么所有的药物保守治疗方法都不能解决这个问题,只有进行手术治疗才可。如果不进行手术治疗,随着疾病的发展,几乎100%的孩子都将于1岁内死亡。

手术根据孩子病情不同,有不同的选择。通常,发现较早、诊断较早、肝脏功能尚可、肝硬化不太严重的孩子,可以先进行肝门空肠吻合术(即 Kasai 手术)(图 15),如患儿 Kasai 术后肝功能衰竭、出现肝

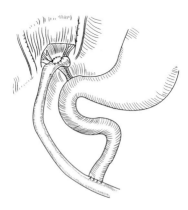

图 15 肝门空肠吻合术

硬化,可再选择肝移植手术治疗。发现较晚、肝功能已经衰竭、肝脏硬化严重的孩子,根据情况可直接选择肝移植手术治疗。肝移植手术后的孩子,如果因相关并发症再次出现肝脏功能衰竭,部分患儿仍有条件进行二次肝移植手术。

　　不管哪种手术,仍然都需要长期的药物治疗,定期复查,监测病情变化。

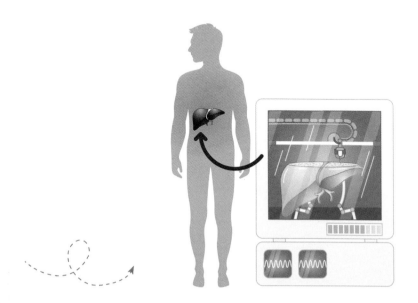

胆道闭锁的治疗效果如何？

目前，进行 Kasai 手术后的孩子有 50%~60% 可长期自肝生存（图 16）。部分患儿逐渐出现术后肝硬化进展，肝功能恶化，并表现出相关的并

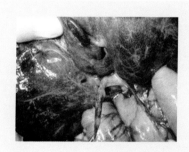

图 16　胆道闭锁胆汁淤积的肝脏

发症。如果肝功能衰竭肝硬化，可行肝移植治疗，肝移植后的长期生存率可达 80%~90%。

发现越早、手术越早的孩子，他们的预后情况则相对越好。

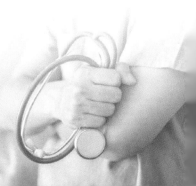

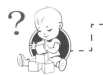

胆道闭锁手术后的
孩子需要定期复查吗？

胆道闭锁手术后的孩子需要长期定期复查(图17),以监测孩子肝功能、肝硬化、生长发育等情况,及时处理相关并发症,调整术后治疗方案。术后的序贯性治疗对于胆道闭锁孩子的长期生存具有重大意义。通常术后早期复查的频率高一些,间隔时间短一些,随着孩子的病情逐步平稳,则延长复查间隔。如果孩子出现并发症的相关表现,则需缩短复查间隔。

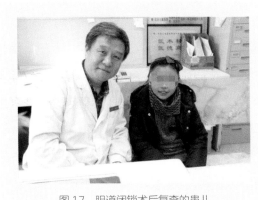

图17 胆道闭锁术后复查的患儿

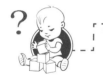

胆道闭锁手术后的孩子平时需要注意些什么?

胆道闭锁手术后的孩子平时需要多观察,如果有异常情况应及时就诊。术后早期应注意孩子有没有发生反流性胆管炎,即发热,

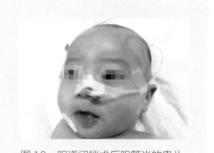

图18 胆道闭锁术后胆管炎的患儿

黄疸退而复现、降而复升,大便颜色变浅等表现,如有则需要进一步检查确认胆管炎的存在并积极治疗。术后长期则需要注意有无身高、体重等生长发育落后情况。饮食方面需要加强营养,进食细软易消化、高蛋白食物,并适当补充维生素、微量元素。此外还应注意有无因为肝脏硬化、肝功能衰竭而引起的脾大、腹水、消化道出血等表现(图18)。

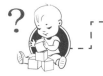

胆道闭锁孩子的
肝硬化能恢复吗？

胆道闭锁的孩子如果发生肝硬化,恢复较为困难。Kasai 手术本身对孩子的肝硬化起到了延缓或阻止其发展的作用,对于已经硬化的肝脏(肝脏硬度测量探头见图 19),则难以恢复。

需要指出的是,发现晚、手术治疗晚的孩子,其手术时肝硬化往往已经很严重了,这必将带来不利影响,硬化的肝脏术后难以恢复。相反,较早地诊断及治疗,患儿手术时肝脏尚未严重硬化,Kasai 手术则可延缓或阻止肝硬化的进一步进展,手术效果相对较好,有利于长期自肝生存。

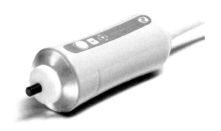

图 19　肝脏硬度测量探头

孩子发热、肚子痛、脸和眼睛发黄可能是什么病？

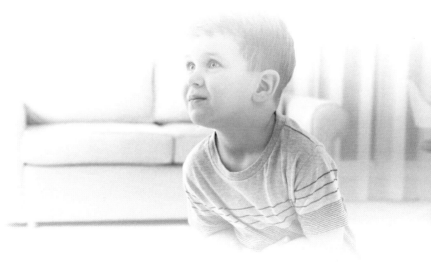

　　孩子在有发热、肚子痛、脸和眼睛发黄等表现时，应该考虑孩子是否存在梗阻性黄疸。小婴儿应注意排除胆道闭锁、胆汁淤积症，1岁后的孩子则较少考虑这两个病，而更多考虑先天性胆管扩张症等疾病。先天性胆管扩张症又称为胆总管囊肿，在此病继发感染的情况下孩子可以出现发热、肚子痛、黄疸的表现，应该及时就诊。

孩子发热、肚子痛、脸和眼睛发黄应该做什么检查？

如果怀疑梗阻性黄疸,尤其是先天性胆管扩张症时,应该完善以下的检查协助诊断:血常规、血生化、腹部 B 超、腹部 CT、腹部核磁共振(并行核磁共振胰胆管成像);小婴儿不能除外胆道闭锁时还应并行肝脏硬度检查、术中胆道造影;怀疑基因突变引起的胆汁淤积还可行基因检测以明确;怀疑肿瘤压迫引起的还需要进行肿瘤相关检查。

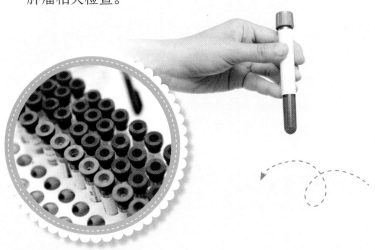

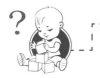

先天性胆管扩张症
需要治疗吗?

先天性胆管扩张症是一定要手术治疗的,如不治疗,孩子会反复出现腹痛、发热、黄疸等表现,影响生长发育,严重时胆总管的囊肿可能发生穿孔而危及生命。严重的感染可造成不良后

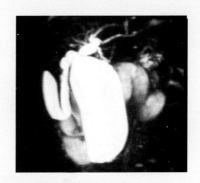

图 20　先天性胆管扩张症

果,部分孩子还会反复发生胰腺炎。远期来说,胆总管囊肿发生癌变的概率也较高。因此,一旦确诊为先天性胆管扩张症,都需要进行手术彻底根治(图 20)。

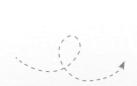

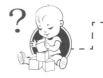

先天性胆管扩张症
手术方法有哪些?

目前来说,先天性胆管扩张症不能采用非手术的方法解决。手术是彻底根治这个疾病的唯一方法。手术方式有多种:传统的开腹行胆总管囊肿切除肝 + 总管空肠 R-Y 吻合术,本手术在合适的条件下也可采用腹腔镜微创手术治疗。部分感染严重甚至穿孔的孩子,则需要一期行胆总管囊肿外引流手术,待患儿一般情况好转、感染控制后再行根治手术治疗(图21)。

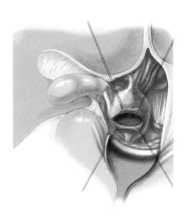

图 21 先天性胆管扩张症手术

先天性胆管扩张症术后孩子能像正常孩子一样生活吗？

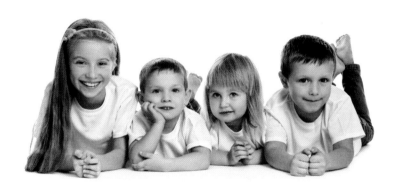

先天性胆管扩张症是可以彻底治愈的。经过手术治疗切除了胆总管囊肿并重新建立肝外胆道后，患儿的疾病可以得到根治，并恢复原有的生理功能，完全可以像正常孩子一样生活。

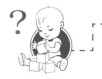

门脉高压会导致的
常见症状是什么?

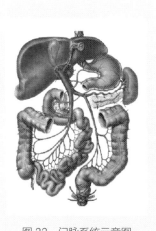

图22 门脉系统示意图

肝脏的血流供应来源于肝动脉和门静脉(图22),其中门静脉的血供占主要地位,门静脉又由肠系膜静脉和脾静脉组成,肝脏的病变或门静脉自身的病变导致门静脉阻塞,使门静脉压力升高,门静脉压力的增高首先会引起脾脏的增大,当压力增高到一定程度时与门静脉相通的属支静脉就会开放,而这些属支静脉在正常情况下是关闭的,属支开放后可造成胃底及食管下段静脉曲张,从而诱发消化道出血。因此门脉高压最常见的症状就是脾脏增大和上消化道出血。

门脉高压能治好吗？

　　门脉高压的病因分为肝脏病变继发和门静脉自身病变,肝脏疾病(如肝硬化、肝纤维化等)导致的门静脉高压治起来比较困难,肝移植往往是唯一选择。门静脉自身病变(如门静脉海绵样变性)造成的门脉高压可通过脾脏切除联合贲门周围血管离断、门体静脉分流等术式来控制脾脏增大和上消化道出血,目前 Rex 手术(图23)是国际上治疗肝外型门脉高压最理想的术式,即在正常血管段实现搭桥跨过病变血管段,但由于技术上的问题目前国内开展得较少。

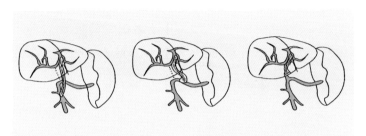

图 23　Rex 手术示意图

门脉高压的孩子在饮食和
吃药上需要注意什么？

　　门脉高压的孩子往往合并食管下段及胃底静脉曲张,有上消化道出血的风险,因此在日常饮食中应避免进食坚硬的食物以防划破食管下段及胃底曲张的血管,同时在吃药方面应避免服用非甾体类抗炎药物,因为该类药物可引起胃壁黏膜的破坏,从而导致消化道出血。

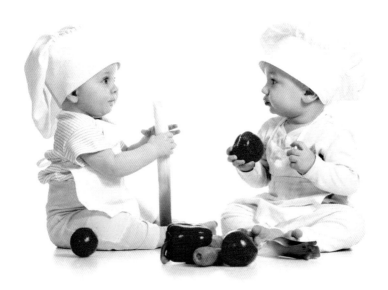

门脉高压会影响孩子的
生长发育吗?

　　从目前的临床资料上看单纯的门脉高压不会对孩子的生长发育有显著的影响,但前提是要控制消化道的出血、改善脾功能亢进导致的贫血。目前国际上最新的理论认为门脉高压伴随着肝脏血供的减少,对肝脏功能有一定程度的影响,从而影响孩子的生长发育,但据目前我国患儿的临床资料上看这种影响并不显著。

门脉高压会遗传吗?

门脉高压的病因分为肝脏病变继发和门静脉自身病变,肝脏疾病导致的门脉高压有一定的遗传性,但这种遗传性主要表现在肝脏疾病方面,而门静脉自身病变导致的门脉高压目前并无确凿的依据证明遗传性的存在,例如门静脉海绵样变性导致的门脉高压虽然病因尚未明确,但无遗传性或家族性病史的特点。

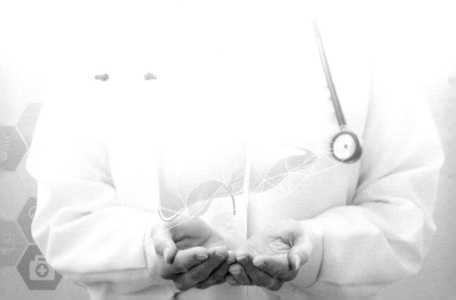

儿童会得急性胰腺炎吗?

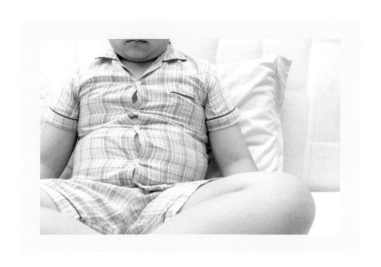

　　较成人来讲,儿童急性胰腺炎的发病率低,但确实也存在,并且随着生活水平的不断提高,中国儿童的体重不断增加,肥胖儿童越来越多,因高脂血症导致的儿童急性胰腺炎的发病率不断升高。

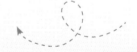

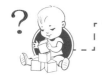

孩子反复发作胰腺炎可能是什么原因?

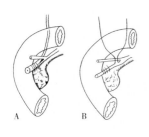

图 24 正常和异常的
肝外胆道
A. 正常;B. 异常

儿童胰腺炎最常见的原因是感染、高脂血症、胰胆管合流异常及肿瘤类疾病的化疗,反复发作胰腺炎应当从这四个方面查找原因。

感染因素最常见的是病毒感染,很多腮腺炎的患儿合并有一过性的胰腺炎,随着病毒感染的控制,胰腺炎的症状可逐渐得到缓解,复发率较低。

肥胖患儿首先应当排除有无高脂血症。

胰胆管合流异常是引起胰腺炎反复发作的重要原因,正常的胰管和胆管应当在十二指肠壁内会合,而有些患儿的胰管和胆管在十二指肠壁外会合,从而导致胆汁流入胰腺诱发胰腺炎(图 24)。

肿瘤类疾病化疗过程中某些特殊药物可引起胰腺炎,需对症处理。

孩子得了胰腺炎怎么治疗？

　　首先得禁食,同时给予生长抑素、抑酸药物和抗生素,定期行 B 超和血淀粉酶的检查以了解保守治疗的效果,视病变的严重程度及保守治疗的效果决定治疗时间的长短。当症状得到良好控制后逐渐增加饮食,饮食类型应从无脂流食开始,逐步过渡到正常饮食,在这一过程中应规律复查血淀粉酶和 B 超,以防胰腺炎反复。若禁食时间较长可酌情留置空肠喂养管,以肠内营养代替经口进食。

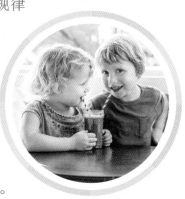

急性胰腺炎需要做手术吗?

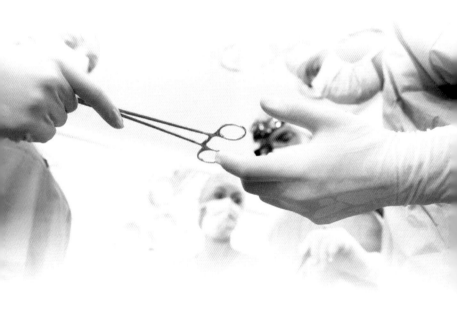

目前,随着药物的不断进步,尤其是生长抑素的发明,儿童急性胰腺炎保守治疗的成功率不断升高,需要手术干预的可能性很低。急性胰腺炎继发假性胰腺囊肿是为数不多的需要手术干预的情况。

急性胰腺炎会有后遗症吗？

　　通常情况下，儿童急性胰腺炎保守治疗会取得满意的效果，同时亦不会有后遗症，但应注意对急性胰腺炎病因的治疗，若不能有效地控制病因，急性胰腺炎可能反复发作，从而转为慢性胰腺炎，会产生长时间的后遗症。

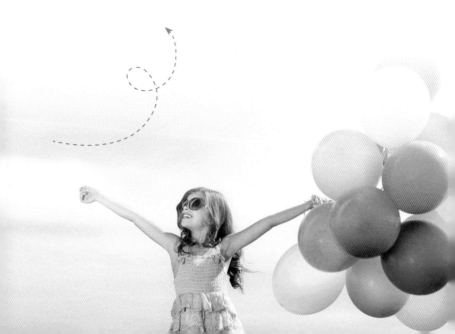

急性胰腺炎能够治好吗？

急性胰腺炎本身通过保守治疗大多能取得满意的效果,同时不会有后遗症,但应注意查找病因,若潜在的病因不能及时探明(如合并有胰胆管合流异常或脂代谢异常),没有及时消除病因,那么急性胰腺炎可能会反复发作,有转为慢性胰腺炎的可能,增加治疗的难度。

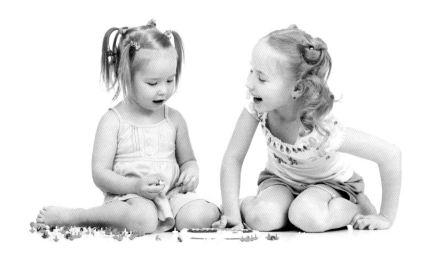

急性胰腺炎影响孩子的生长发育吗？

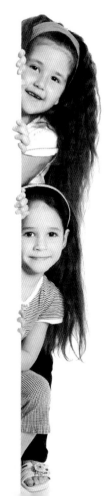

急性胰腺炎本身通过保守治疗大多能取得满意的效果,也不会影响孩子的生长发育,但应注意查找病因,如果没有及时消除病因,急性胰腺炎反复发作,最终转为慢性胰腺炎,则可能对孩子的生长发育造成影响。

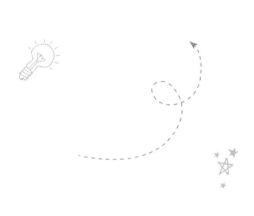

急性胰腺炎的孩子在
饮食方面需要注意什么?

急性胰腺炎发作期间应当禁食,以静脉营养维持生理需要,若病程较长可酌情留置空肠喂养管以肠内营养代替静脉营养。保守治疗效果良好,在血淀粉酶降至正常同时 B 超提示胰腺水肿基本消失的情况下可逐渐增加饮食,成分从无脂流食开始,逐渐过渡到正常饮食,在这一过程中应当监测血淀粉酶和 B 超检查,以防病情反复。

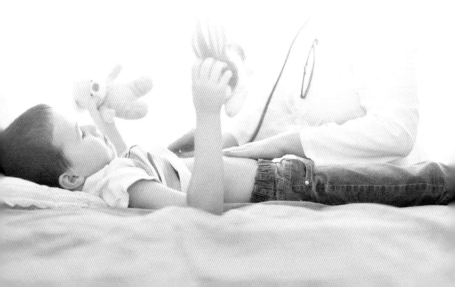

孩子脾脏肿大
可能的原因有哪些？

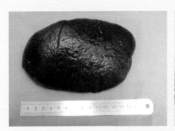
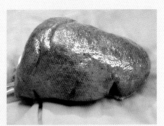

图 25　遗传性球形红细胞增多症　　图 26　门脉高压致脾大
致脾大

　　脾脏肿大往往是全身疾病的一种表现,分轻度、中度、重度三型。轻度脾大可由感染性疾病引起,比如单核细胞增多症、结核、先天性梅毒、组织胞浆菌病以及脓毒血症等。中度脾大常见于血液系统疾病,例如先天性溶血性贫血(图 25)、淋巴瘤等。重度脾大可见于白血病、原发肿瘤(血管瘤和淋巴瘤)及疟疾,必要时需行骨髓穿刺活检。其他可引起脾大的原因包括门脉高压(图26)、囊肿、脓肿、周围器官肿瘤浸润、脾脏原发肿瘤等。

孩子的脾脏会长肿瘤吗？

脾脏肿瘤发病率低，是临床上的一种少见病。儿童脾脏肿瘤较成人更少见，成人脾脏肿瘤以恶性居多，儿童脾脏肿瘤大多数为良性。

脾脏的良性实性肿瘤包括错构瘤、海绵状血管瘤、淋巴管瘤、腺瘤、纤维瘤、平滑肌瘤和脂肪瘤，以脉管瘤居多（图 27）。脾血管瘤系脾血管组织的胚胎发育异常

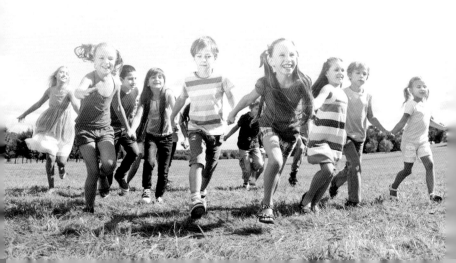

所致,以脾实质海绵状血管瘤居多,也可为毛细血管性血管瘤,后者常呈局限性或多发性毛细血管团。脾脏血管瘤可发生梗死、感染、纤维化、钙化等继发病变。

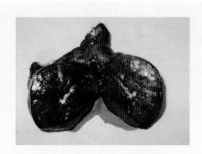

图 27　脾脏淋巴血管混合瘤

原发性脾脏恶性肿瘤罕见,包括:

 淋巴瘤:为最常见的脾脏恶性肿瘤,指仅累及脾脏或脾门处淋巴结的淋巴瘤,多为非霍奇金淋巴瘤。

 血管肉瘤:由血管内皮细胞恶性增生所形成的肉瘤。其临床特点是脾大伴肝大,部分病例发生自发性脾破裂,易发生肝、骨和肺等早期远处转移,早期诊断可提高生存率。

 其他脾脏原发性恶性肿瘤:如平滑肌肉瘤、脂肪肉瘤和恶性神经鞘瘤等。

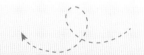

孩子的脾脏长了
囊肿怎么治疗？

应根据脾囊肿大小及有无临床症状决定是否行外科治疗。没有症状的直径 <5cm 的脾囊肿可行保守治疗，定期监测囊肿变化。有症状的或直径≥5cm 的囊肿应行外科治疗（图 28）。腹腔镜手术安全可行，同时具有微创手术的优点，因此应提倡。但不提倡用穿刺引流的方法，因易致囊肿复发。目前，主张尽量行保脾手术。如果囊肿瘤位于脾脏两极，则应行部分脾切除术。

需要强调的是，保守治疗仅适用于直径 <5cm 且无临床表现的脾囊肿。较大的脾囊肿可出现自发性破裂，亦可因外伤破

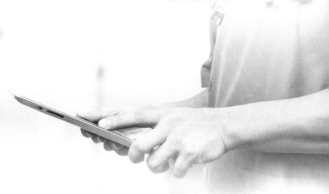

裂,故一般不保守治疗。在保守治疗过程中囊肿可进一步增大,亦可出现破裂和感染等并发症,故应加强随诊,及时处理。

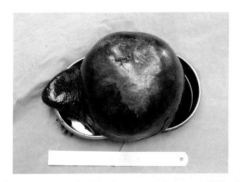

图 28 手术切除巨大脾囊肿

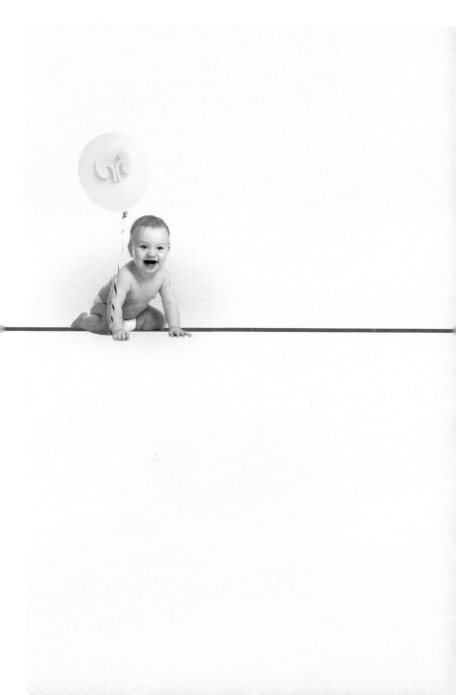

PART 3

胃肠道及腹壁疾病

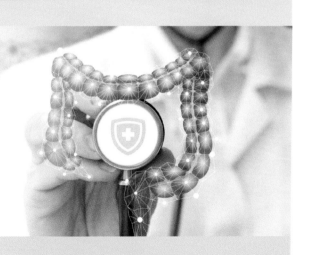

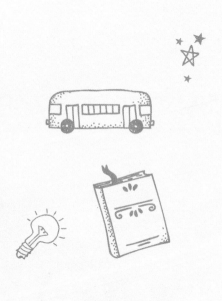

消化道包括哪些部分?

消化道包括口腔、咽、食管、胃、小肠(十二指肠、空肠、回肠)、盲肠、结肠(升结肠、横结肠、降结肠、乙状结肠)、直肠。其中,十二指肠与空肠交界处以上称为上消化道,以下称为下消化道(图29)。

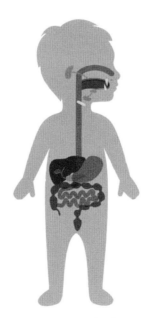

图29 消化系统示意图

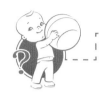

切除脾脏对孩子有影响吗？

　　脾切除术对于 5 岁以上免疫力正常的儿童安全、可行，术后保留的脾脏一般需几个月可达到足够的免疫功能，对儿童生长发育无明显影响，有报道的最小行脾切除术的患儿年龄为 2 岁。患儿术前应常规接受疫苗接种以及术后 2 周预防性应用抗生素，对于术前没有接受过预防接种的儿童，建议手术后 3 个月预防性应用抗生素直至脾脏达到功能要求为止。然而，为了避免出现多重耐药菌，应适度应用抗生素。对于免疫力缺陷或低下、全身状况差的患儿，应慎重考虑行脾切除手术，因切脾术后暴发性感染的可能增大，建议全面衡量切脾对于患儿的利弊，慎重选择。

脾脏切除手术后需要注意什么?

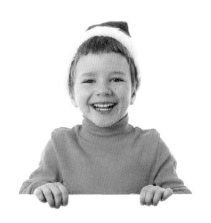

　　脾切除术后 2 周预防性应用抗生素,防止感染,术后 3 天开始即应定期查血常规,了解血小板计数,血小板计数 $>800 \times 10^9/L$ 应遵医嘱口服双嘧达莫,预防血液高凝状态出现。此外,部分脾脏切除术后 3 个月行 B 超检查以排除肿瘤或囊肿复发,尤其是病理提示恶性者。术后还需定期随访监测有无免疫力异常或血栓形成。

什么是急腹症?

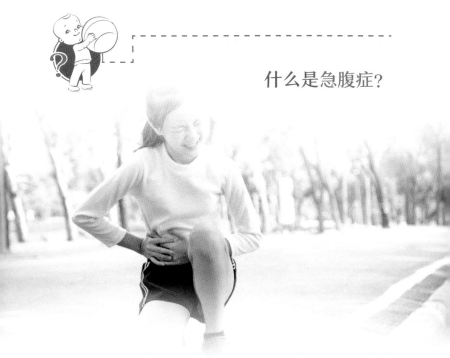

　　急腹症是指以急性腹痛为主要表现的一大类腹部外科疾病,多为腹部器质性病变,需要治疗或手术。其临床特点是起病急、病情重、发展迅速,若延误治疗往往会给患儿带来严重的后果。急腹症病因复杂,病情多变,小儿急腹症诊断有一定难度。小儿急腹症有肠梗阻、腹部器官炎症、腹膜炎等。常见的疾病有:急性阑尾炎、肠套叠、腹股沟嵌顿疝、实质性器官破裂、消化道穿孔、急性胰腺炎、肠扭转、卵巢囊肿蒂扭转等。

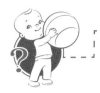

什么是急性阑尾炎?
有什么表现?

急性阑尾炎是阑尾发生急性炎症,是儿童常见的疾病。

典型症状:

🌼 腹痛:为最常见、最早出现的症状,多从脐部开始,由轻到重,数小时后渐转移至右下腹。

🌼 胃肠道症状:恶心、呕吐、厌食;若炎症刺激乙状结肠促使排便次数增加。

🌼 全身症状:乏力,炎症重时有发热,体温在 38℃左右,大多为先腹痛后发热,随病情加重而体温逐步升高。

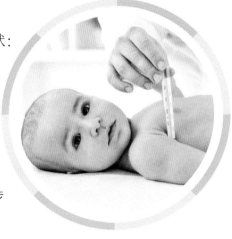

体格检查：

右下腹（麦氏点）压痛，阑尾化脓、穿孔后会有反跳痛及肌紧张等腹膜刺激征。

值得注意的是，婴幼儿阑尾炎由于病情进展快、孩子描述不清、检查不能配合，易导致阑尾穿孔、腹膜炎、阑尾脓肿、肠粘连，甚至发生脓毒症和感染性休克。

急性阑尾炎如何治疗?

　　急性单纯性阑尾炎、化脓性阑尾炎、坏疽性阑尾炎、合并腹膜炎的阑尾炎均应尽早行手术治疗。早期手术系指阑尾炎症还处于管腔阻塞或仅有充血水肿时就手术切除,此时手术操作较简易,术后并发症少。如穿孔或粘连性肠梗阻后再手术,不但操作困难,而且术后并发症会显著增多。此外还需要应用抗感染治疗。一旦早期未能及时手术形成阑尾脓肿且病变局限,可以保守治疗,待日后再行阑尾切除手术。不同类型的急性阑尾炎应选择相应的手术方法,多数阑尾炎可以采取常规或腹腔镜(或单孔腹腔镜)手术;如形成弥漫性腹膜炎、肠粘连、多发腹腔脓肿等严重合并症则需开腹手术治疗。多数小儿阑尾炎病情较严重,术后可能会出现腹腔脓肿、肠粘连、阑尾残端瘘、伤口感染等并发症。

什么是梅克尔憩室？

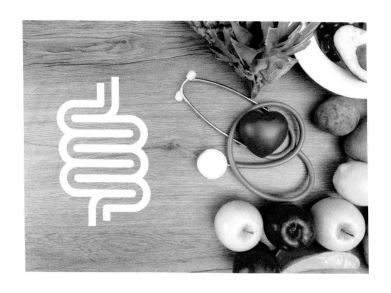

梅克尔憩室又称先天性回肠末端憩室。由于卵黄管退化不全,其肠端未闭合引起末段回肠的肠系膜附着缘对侧肠壁憩室样凸起。是消化道较常见的先天性畸形。约2%~4%的人存在这种畸形,男性比女性多2倍。梅克尔憩室可以终生不发病,也可以出现炎症、出血、梗阻等症状,有时会肠道出血,从而发生危险。

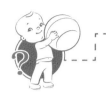

梅克尔憩室有哪些危害？
如何治疗？

大多数梅克尔憩室可一生无症状，仅 4%~6% 的憩室出现临床症状。梅克尔憩室症状不一，与其病理改变有关。如果梅克尔憩室发生炎症，会出现类似阑尾炎的症状，也可能出现炎症化脓、穿孔、腹膜炎等；有的梅克尔憩室有胃黏膜或胰腺组织移位，使憩室的黏膜形成溃疡，一旦有血管损伤会合并出血，多表现为便血，有时会出现消化道大出血；有的憩室索带会压迫或捆扎肠管引发肠梗阻甚至肠坏死。凡有临床症状的梅克尔憩室病例，都应手术治疗。

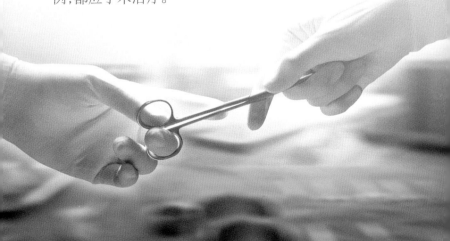

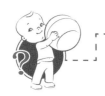

什么是肠套叠？有什么表现？

肠套叠是指某段肠管及其肠系膜套入邻近肠腔内引起的肠梗阻，是婴幼儿期常见的急腹症之一。以 4~10 个月婴儿最多见，2 岁以后随年龄增长发病率逐年减少。男性是女性的 2~3 倍，肥胖儿多见。

肠套叠的症状：

✿ 阵发性腹痛（哭闹）：其特点为无任何诱因而突然发生剧烈的有节律的阵发性腹痛。婴儿表现为阵发性哭闹不安、

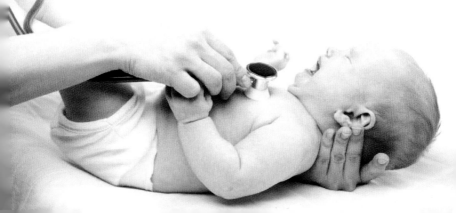

屈腿缩腹、紧握双拳、面色苍白,拒食拒奶,每次发作持续约 3~5 分钟后自行缓解,以后安静入睡,或玩耍如常。间隔 10~20 分钟,重新发作。

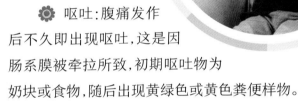

🌼 呕吐:腹痛发作后不久即出现呕吐,这是因肠系膜被牵拉所致,初期呕吐物为奶块或食物,随后出现黄绿色或黄色粪便样物。

🌼 血便:因套入部肠壁血循环障碍,致使黏膜渗血与肠黏液混合在一起,常为暗红色果酱样便,亦可为新鲜血便或脓血便,是肠套叠的特有体征,多于发病后 8~12 小时出现。

🌼 腹部肿块:肿块多位于右上腹部,呈腊肠样,光滑而略带弹性,可稍活动且有压痛。另外,肠套叠患儿会出现面色苍白,精神不好,食欲缺乏或拒食。后期表现为精神萎靡、嗜睡、脱水、发热、腹胀,甚至有休克或腹膜炎征象。

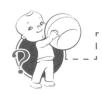

肠套叠如何治疗？

肠套叠可行以下治疗：

🌀 空气灌肠：病程在 48 小时内，患儿全身情况良好，无明显脱水、酸中毒、休克、高热及呼吸困难者，无明显腹胀、无腹痛及肌紧张等腹膜刺激征象，可以采取空气灌肠治疗。操作过程：空气灌肠治疗是从肛门插入一个特殊的管子（Foley 管），连接空气灌肠机，调节一定的气压，向肠管内注气。注气的同时可以在放射线或彩超的监视下，观察肠套叠的复位过程。一般早期肠套叠的孩子90% 以上可以复位成功，避免手术。

🌀 手术治疗：适用于病情比较严重，不适合做空气灌肠复位的病例或灌肠失败的病例，如果短期内反复发生肠套叠 3 次以上，怀疑肠道有器质性病变者均须手术治疗。术前应纠正脱水及电解质紊乱等术前准备，手术时根据肠套叠情况行套叠复位、肠切除吻合、肠造瘘等。

什么是肠梗阻？有哪些表现？

任何原因引起的肠内容物通过障碍统称肠梗阻,肠梗阻的发生可以是管腔的堵塞,也可能是来自肠管外的压迫引发,是常见的外科急腹症之一。主要表现为:阵发性腹痛,可伴恶心、呕吐、腹胀及肛门停止排气排便等。小儿肠梗阻多是因为先天性发育异常而导致的。医学上常常按下述情况将肠梗阻进行分类:

🌼 **按发病轻重缓急分类:**①急性肠梗阻;②慢性肠梗阻。

🌼 **按病因分类:**①机械性肠梗阻;②动力性肠梗阻;③血运性肠梗阻。

🌼 **按肠壁血液循环分类:**①单纯性肠梗阻;②绞窄性肠梗阻。

🌼 **按肠梗阻程度分类:**①完全性肠梗阻;②不完全性肠梗阻。

🌼 **按梗阻部位分类:**①高位肠梗阻;②低位肠梗阻。

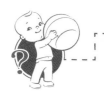

肠梗阻如何治疗?

肠梗阻的治疗有:

❁ 非手术治疗:包括纠正水、电解质平衡紊乱和酸碱失衡。禁食、胃肠减压,是治疗肠梗阻的重要方法之一,通过胃肠减压吸出胃肠道内的气体和液体,可减轻腹胀、降低肠腔内压力,减少细菌和毒素,有利于改善局部和全身的情况。防治感染:抗生素的应用对防治细菌感染有重要的意义。

❁ 手术治疗:对各种类型的绞窄性肠梗阻、肿瘤及先天性畸形所致的肠梗阻,以及非手术治疗无效的患儿应行手术治疗,具体手术方法应根据梗阻的病因、性质、部位及全身情况而定。

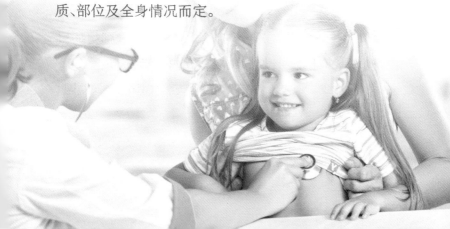

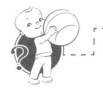

什么是"气肚脐"？

"气肚脐"即脐疝(图30),是新生儿和婴儿时期常见的先天性疾病。在脐带脱落后或生后不久,脐部出现膨出的可复性肿物。腹压增高时(如哭闹)肿

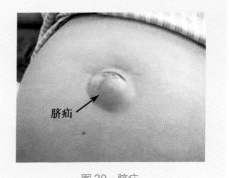

图 30　脐疝

物饱满增大,腹压减小时(如睡眠)肿物缩小或消失,肠管回纳腹腔而留有松弛的皮肤皱褶。其发生原因与脐部的解剖特点有关,在胎儿期脐环下半部通过脐动脉和脐尿管,脐环上部通过脐静脉,婴儿出生后,这些管道随即闭塞而变成纤维索,与脐带脱落后的瘢痕性皮肤相愈合,因此该部位是一个薄弱区。脐疝的形成还与腹壁肌肉的发育有关,在婴儿时期,两侧腹直肌及前后鞘在脐部尚未合拢,这就使脐疝更容易产生。

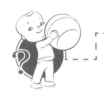

"气肚脐"如何治疗？

直径 <1.5cm 的较小脐疝,多数在 2 岁内可随着腹壁发育增强能自愈。婴儿脐疝很少发生嵌顿,可先予以非手术治疗,即取宽条胶布将腹壁两侧向腹中线拉拢贴敷固定以防疝块凸出,并使脐部处于无张力状态,而脐孔得以逐渐闭合。如有胶布皮炎,可改用腹带适当加压包扎。如有局部皮肤损伤且担心肠管被挤压,目前不主张采取以上措施。患儿 2 岁而脐疝仍未自愈,应手术修补治疗。

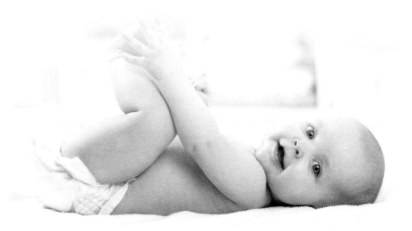

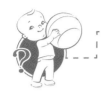

什么是疝气?

　　所谓"疝",是指人体内某个脏器或组织离开其正常解剖位置,通过先天或后天形成的薄弱点、缺损或孔隙进入另一部位。常见的疝有脐疝、腹股沟疝(图31)、切口疝、白线疝、股疝、膈疝等。通常所说的"小儿疝气"是指小儿腹股沟斜疝。小儿腹股沟

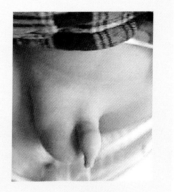

图 31　右侧腹股沟疝

疝多因胚胎期睾丸下降过程中腹膜鞘状凸未能闭塞所致,新生儿期即可发病,是一种先天性疾病,绝大多数是腹股沟斜疝,是小儿外科最常见的疾病之一。小儿腹股沟疝的症状是在孩子哭闹等腹压增高时腹股沟区或阴囊内出现肿物,孩子安静后或挤压疝物时,该肿物可以回纳腹腔而消失,如此反复出现。疝内容物多为肠管(包括小肠、结肠、盲肠)、卵巢等。

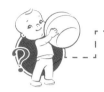

疝气如何治疗?

从理论上讲,小儿腹股沟疝有自愈的可能,但临床上腹股沟疝自愈的概率很小,大多需要手术治疗。多数医师认为 6 个月以下的疝气由于孩子解剖不清晰、疝囊组织菲薄且有自愈的可能所以可以暂时观察,6 个月后即可进行手术治疗。值得注意的是有疝气的孩子,家长应密切观察疝物出现的情况。一旦疝内容物出现后不能回纳,孩子出现哭闹、呕吐、腹胀等症状,也就是医学上所说的"疝气嵌顿"(或称嵌顿疝),应立即送孩子到医

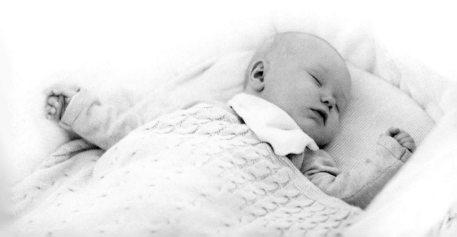

院进行手法复位或手术,不及时治疗可能发生疝内容物(如肠管、卵巢等)的缺血坏死。

　　小儿疝气手术较简单,婴幼儿疝气的手术一般采取疝囊高位结扎即可,可采用常规小切口或腹腔镜手术;对于较大的儿童则需行疝修补手术。儿童疝气不主张用疝气带,不仅不会根治疝气,张力过大对于睾丸的血液循环有一定的影响,使用不当还会造成肠管坏死等后果。注射生物胶治疗更是危害严重,可能造成精索、睾丸的严重损伤,甚至发生肠粘连等严重后果。有的家长因害怕手术到处寻找非手术方法,以上方法不可靠且有危害。其实现代手术和麻醉技术很高,术中监护规范,家长不需过分担心。

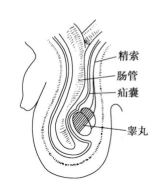

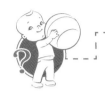

鞘膜积液和疝气一样吗？

鞘膜积液和疝气不是一个病，但与疝气的发病机制类似，都是腹膜鞘状突闭合不全造成的。疝气的鞘状突较宽大，腹腔的脏器（多为肠管）可以通过，而鞘膜积液的鞘状突较细，仅有液体通过。因鞘膜积液的内容物为液体，用手电筒照射肿物可以透光（透光试验阳性），而疝气疝囊内容物为肠管或腹盆腔脏器，透光试验则为阴性。鞘膜积液按肿物发生的部位分为精索鞘膜积液、睾丸鞘膜积液、精索睾丸鞘膜积液和交通性鞘膜积液。

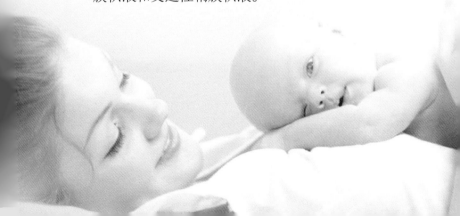

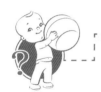

鞘膜积液需要手术治疗吗？

　　与疝气不同，小儿鞘膜积液由于未闭合的鞘状凸一般较细，1岁以下的患儿有自愈的可能，所以1岁以下的鞘膜积液不必急于手术，可以观察。2岁后鞘状突自行闭合的机会不大，一般需要手术治疗。手术方法与成年人的鞘膜积液不同，成人的鞘膜积液是鞘膜翻转术，小儿鞘膜积液需要行鞘状凸高位结扎术。在临床上遇到过儿童鞘膜积液行鞘膜翻转术后复发的病例，值得注意。

女孩会有鞘膜积液和疝气吗？

女孩会发生鞘膜积液和疝气,其发生机制与男孩相同。女孩腹股沟鞘膜积液又称为 Nuck 管囊肿,与男孩子的腹股沟鞘膜积液一样,若 2 岁后仍不消失,就要采取手术治疗。女孩同样会发生腹股沟疝(疝气),女孩疝内容物可能是肠管、卵巢及附件。由于女孩腹股沟疝内容物的特殊性,主张女孩腹股沟疝要尽早手术,以免嵌顿发生卵巢的坏死。特别是新生儿和小婴儿,家长应多观察孩子腹股沟区是否有肿物,避免发生严重后果。

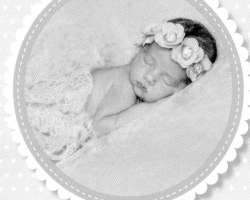

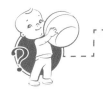

什么叫巨结肠?

　　巨结肠是一种较常见的先天性畸形。在胚胎发育过程中,结肠壁肌间和黏膜下的神经丛内无神经节细胞发育,因神经节细胞的缺如,使病变肠段失去正常的推进式蠕动,经常处于痉挛状态,粪便通

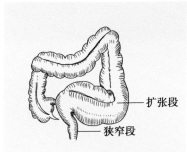

扩张段

狭窄段

图 32　先天性巨结肠

过该段肠管困难,形成功能性肠梗阻,造成痉挛。近端结肠由于长期粪便淤积逐渐代偿性扩张、肥厚而呈巨型扩张,这就是所谓的先天性巨结肠。先天性巨结肠(图32)又称为"无神经节细胞症",居先天性消化道畸形的第二位,其发生率为 1/(2 000~5 000),男女之比为 4 : 1,有家族性发生倾向。巨结肠的病变部位在消化道的远端,其病变长度不一,一般病变在直肠,有的累及结肠远端或整个结肠甚至小肠。巨结肠的严重程度及手术效果与病变的长度有关。

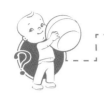

先天性巨结肠都有哪些表现？

✿ 胎便排出延迟，反复、顽固性便秘腹胀。患儿因病变肠管长度不同而有不同的临床表现。痉挛段越长，出现便秘症状越早越严重。多于生后 48 小时内无胎便排出或仅排出少量胎便，可于 2~3 天内出现低位部分甚至完全性肠梗阻症状，呕吐、腹胀、不排便。此后仍会间断性地出现上述症状，即肠梗阻症状缓解后仍有便秘和腹胀，须经常扩肛灌肠方能排便，严重者发展为不灌肠不排便，腹胀逐渐加重。

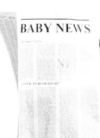
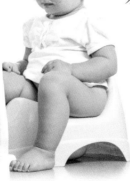

✿ 营养不良发育迟缓，长期腹胀便秘，可使患儿食欲下

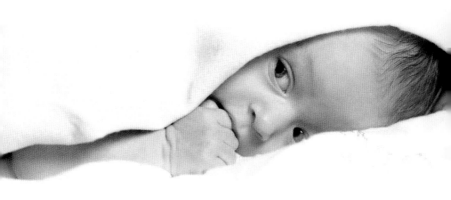

降,影响了营养的吸收。引起营养不良、贫血、低蛋白血症等。

🌼 巨结肠伴发小肠结肠炎是最常见和最严重的并发症,尤其是新生儿时期。近端结肠继发肥厚扩张,肠壁循环不良是基本原因,在此基础上合并细菌和病毒感染,一些患儿由于机体免疫功能异常或过敏性变态反应体质而产生了小肠结肠炎。结肠为主要受累部位,黏膜水肿、溃疡、局限性坏死,炎症侵犯肌层后可表现浆膜充血水肿增厚,腹腔内有渗出,形成渗出性腹膜炎。严重时会发生脱水、酸中毒、高热、腹胀、血压下降,若不及时治疗,可引起较高的死亡率。

先天性巨结肠如何治疗？

先天性巨结肠有如下治疗方法：

保守治疗：适用于短段型或超短段型的病变较轻者。目的是用各种方法达到每天或隔天排便 1 次，解除低位肠梗阻症状。保守治疗包括：

✿ 口服润滑剂或缓泻剂：如液状石蜡、番泻叶、大黄等。

✿ 塞肛：用开塞露或甘油栓塞肛，每天或隔天 1 次。

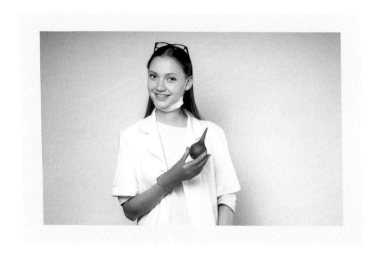

🌼 灌肠:生理盐水灌肠是有效的治疗方法。灌肠时必须注意盐水用量及排出情况,如盐水灌入后不能排出,需注入甘油、50% 硫酸镁液,待大便软化后再次灌洗,应注意小肠炎的发生,如有腹胀、发热、水泻等症状时应及时住院。

🌼 扩张直肠肛管:每天扩张直肠肛管 1 次,手指或金属扩张器扩张狭窄段,每次 15~20 分钟。

手术治疗:

🌼 结肠造瘘术:国外学者多主张确诊后立即造瘘,国内多数医院只有在患儿病情危重且高度肠梗阻,一般状况恶劣,为抢救生命时,才做肠造瘘术。待一般情况好转后行根治手术。

🌼 巨结肠根治手术:根治手术是治疗先天性巨结肠的根本方法,手术方式较多。目前国内外采用较多的方法是经肛门巨结肠根治术(改良 Soave 手术),有时需要腹腔镜辅助手术,该手术创伤小、操作简单、术后恢复快。根治手术前需要较充分的术前准备,包括患儿要有良好的一般营养状况、结肠的准备等。

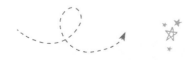

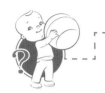

儿童便血的原因是什么?

儿童便血是儿童较常见的病症,其原因较多。出血可以发生在胃食管、小肠、结肠、直肠等部位。介绍几种常见的便血:

❀ **急性肠套叠**:这是小儿最常见的急腹症,也是引起便血的常见原因之一。多见于 2 岁以内的小儿,尤其是 4~10 个月的婴儿。患儿的症状主要是大便带血,呈果酱样大便,同时因伴有腹痛所致的哭闹和呕吐,腹部检查时可在腹部扪到腊肠形、表面光滑、稍可活动、具有一定压痛的肿块,多位于脐右上方。

❀ **肠息肉**:是小儿便血常见的原因之一,多见于 3~6 岁儿童。便血特点是排便终了出现鲜血,量小,无痛,不与大便混杂。儿童肠息肉多为幼年性息肉,实际上是一种错构瘤,极少恶变,息肉通常如蚕豆和黄豆大小,位置低时可脱出肛门。

　　⚙ **急性坏死性肠炎**:是一种局限于小肠的急性出血坏死性炎症,病变主要在空肠或回肠。常发病于夏秋季,可有不洁饮食史,发病急骤,表现为急性腹痛,多由脐周或上中腹开始,疼痛为阵发性绞痛或持续性疼痛伴有阵发性加剧,血便以赤豆汤或洗肉水样,有腥臭味,如不及时治疗可出现休克。

　　⚙ **肛裂**:多见于 2 岁左右婴幼儿,便血特点为少量点滴鲜血,大便干硬,同时伴有排便痛,因此患儿不愿排便,从而加重症状。治疗上主要是保持局部清洁,口服缓泻剂,增加含纤维素丰富的食物以及改变大便习惯。

　　⚙ **梅克尔憩室出血**:此憩室多位于距回盲部 100cm 内回肠,是一种先天性肠道畸形,多见于 2 岁以内的小儿。便血特点为突然大量血便,先黑后红,并常伴有呕吐及腹痛。憩室因可能含有异位的胃黏膜或胰腺组织,所以可发生溃疡出血,若出血量大可引起休克,反复出血可导致贫血。

　　此外,消化道溃疡、消化道肿瘤、食管裂孔疝、流行性出血热、痢疾和血液病、过敏性紫癜等均可引起便血,当小儿出现便血时,家长一定要带患儿到医院进行诊治。

什么是肛周脓肿?

肛周脓肿(图33)即肛门周围皮下脓肿,多由肛窦内肛腺感染经外括约肌皮下部向外或直接向外扩散而成。感染菌主要是粪便中的大肠埃希氏菌以及金黄色葡萄球菌、链球菌和铜绿假单胞菌,常是多种病菌混合感染。肛周脓肿在小儿、尤其是

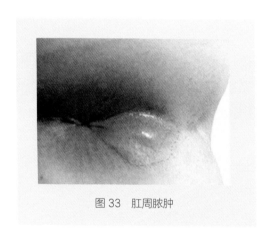

图33 肛周脓肿

新生儿或婴幼儿中较为多见,男孩多见,是肛肠科的一种急症。小儿皮肤娇嫩,免疫功能低下,机体抵抗力差,性激素水平较高,皮脂腺、肛腺相对分泌旺盛,再加上使用尿布摩擦,易致肛周感染,形成肛周

脓肿。表现为:肛门周围小硬块或肿块,继而疼痛加剧、红肿或化脓。有的孩子伴有全身不适、精神疲惫乏力、体温升高、食欲减退、寒战高热等全身中毒症状。发现肛周脓肿患儿需及时到医院治疗,否则,脓肿向周围间隙扩散、蔓延,使红肿波及整个肛周,或蔓延到肛周两侧,若治疗不恰当或方法不正确,很容易形成肛瘘或败血症。

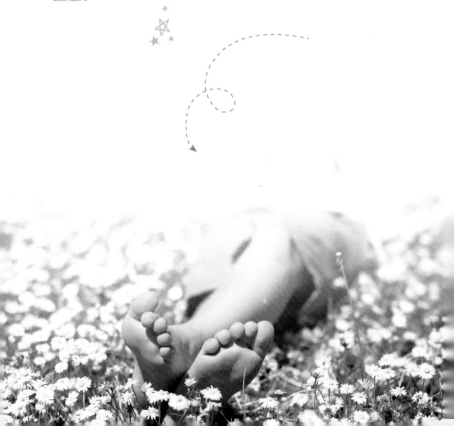

肛周脓肿如何治疗？

小儿肛周脓肿大多为浅表性脓肿，一旦发现应及时应用消炎药或中药膏局部贴敷抗感染治疗。肛门脓肿形成以后应该早期切开排脓，保持肛门清洁干燥，症状就可以很快缓解。肛周脓肿易复发，平时应注意肛周的护理。

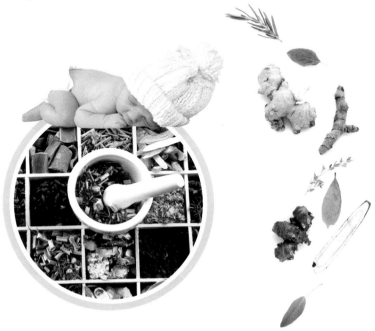

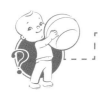

肛门旁经常流脓是怎么回事?

肛门旁经常流脓又称肛瘘(图34)。肛瘘是指肛门周围的肉芽肿性管道,由内口、瘘管、外口三部分组成。内口常位于直肠下部或肛管,多为一个;外口在肛周皮肤上,可为一个或多个,经久不愈或间歇性反复发作,是常见的直肠肛管疾病之一。

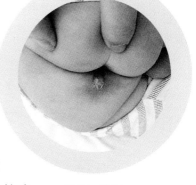

图34　肛瘘

大部分肛瘘由直肠肛管周围脓肿引起,因此内口多在齿状线上肛窦处,脓肿自行破溃或切开引流处形成外口,位于肛周皮肤上。由于外口生长较快,脓肿常假性愈合,导致脓肿反复发作破溃或切开,形成多个瘘管和外口,使单纯性肛瘘成为复杂性肛瘘。

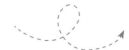

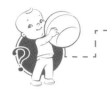

肛瘘如何治疗？

　　肛瘘可以暂时性愈合,但会反复发生直肠肛管周围脓肿,因此需要手术治疗。治疗原则是将瘘管切开,形成敞开的创面,促使愈合。治疗方法有:

　　🔧 瘘管切开术:是将瘘管全部切开开放,靠肉芽组织生长使伤口愈合的方法,适用于低位肛瘘,因瘘管在外括约肌深部以下,切开后只损伤外括约肌皮下部和浅部,不会出现术后肛门失禁。

　　🔧 挂线疗法:是利用橡皮筋或有腐蚀作用的药线的机械性压迫作用,缓慢切开肛瘘的方法。此法还具有操作简单、出血少、换药方便,在橡皮筋脱落前不会发生皮肤切口黏合等优点。

　　🔧 肛瘘切除术:切开瘘管并将瘘管壁全部切除至健康组织,创面不予缝合;若创面较大,可部分缝合,部分敞开,填入油纱布,使创面由底向外生长至愈合,适用于低位单纯性肛瘘。儿童一般采用挂线疗法,但女孩瘘管挂线有损伤肛门外括约肌的可能。

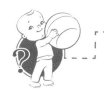

什么是肛裂？有哪些表现？

肛裂（图 35）是齿状线下肛管皮肤层裂伤后形成的小溃疡。方向与肛管纵轴平行，长 0.5~1.0cm，呈梭形或椭圆形，常引起肛周剧痛，特别

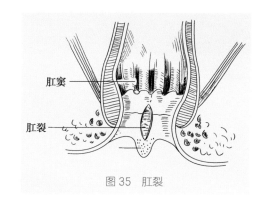

图 35　肛裂

是排便时。绝大多数肛裂位于肛管的后正中线上，也可在前正中线上，侧方出现肛裂极少。长期便秘、粪便干结引起的排便时机械性创伤是大多数肛裂形成的直接原因。

典型症状是疼痛、便秘、出血。排便时干硬粪便直接挤擦溃疡面和撑开裂口，造成剧烈疼痛，粪便排出后疼痛短暂缓解，经数分钟后由于括约肌反射性痉挛，引起较长时间的强烈疼痛，有的需用止痛剂方可缓解。因此肛裂患儿恐惧排便，使便秘更加重，形成恶性循环。

创面裂开可有少量出血,在粪便表面或便后滴血。肛裂早期如果得不到及时治疗,会出现肛管溃疡(裂口纤维化,又称陈旧性肛裂)、肛乳头肥大(息肉样瘤)、哨兵痔(皮赘增生)等三种病症,继续发展还可出现肛窦炎(肛门慢性炎症)和肛瘘(肛门化脓性炎症),与前三症合称"肛裂五特征"。

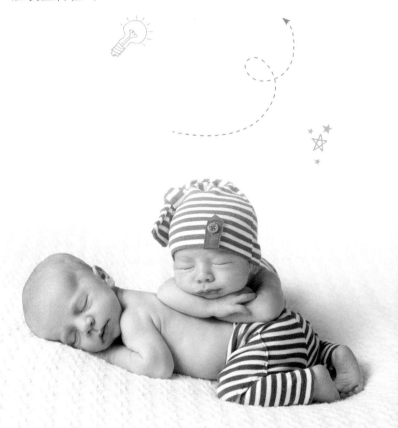

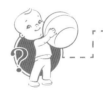

肛裂怎样才能治好?

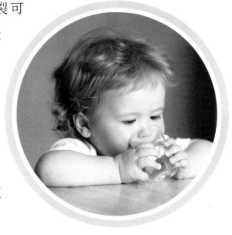

急性或初发的肛裂可用坐浴和润便的方法;慢性肛裂可用坐浴、润便加扩肛的方法;经久不愈、保守治疗无效且症状较重者可采用手术治疗。治疗儿童便秘可以预防肛裂的发生。

⚙ **非手术治疗**:原则是解除括约肌痉挛,止痛,帮助排便,中断恶性循环,促使局部创面愈合。具体措施如下:排便后用 1 : 5 000 高锰酸钾(或 3% 硼酸溶液)温水坐浴,保持局部清洁;养成每天按时排便的良好习惯,不挑食,不偏食,增加饮水和多纤维食物,以纠正便秘,保持大便通畅;口服缓泻剂或液状石蜡,使大便松软、润滑;肛裂局部麻醉后,患儿侧卧位,先用示指扩肛后,逐渐伸入两指,维持扩张 5

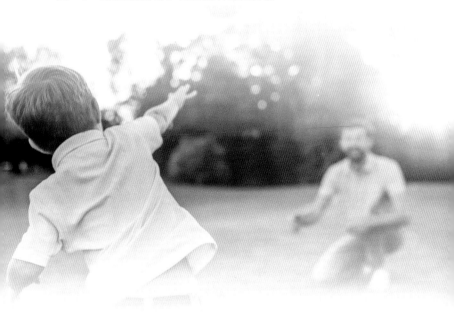

分钟。扩张后可解除括约肌痉挛,扩大创面,促进裂口愈合。

⚙ 手术治疗:

◎ 肛裂切除术:即切除全部增殖的裂缘、前哨痔、肥大的肛乳头、发炎的隐窝和深部不健康的组织直至暴露肛管括约肌,可同时切断部分外括约肌皮下部或内括约肌,创面敞开引流。缺点为愈合较慢。

◎ 肛管内括约肌切断术:肛管内括约肌为环形的不随意肌,它的痉挛收缩是引起肛裂疼痛的主要原因。

什么是感染性直肠前庭瘘?

又称肛门正常的直肠前庭瘘、后天性直肠前庭瘘、后天性直肠舟状窝瘘。由于肛门隐窝感染形成肛周脓肿溃破导致直肠末端与前庭通过瘘管相通,除了肛门排便外,在女孩会阴前庭处有大便漏出。

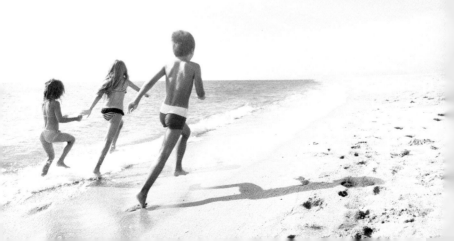

感染性直肠前庭瘘
有哪些表现？

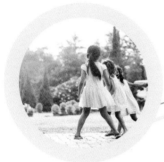

平常大便主要从肛门排出，稀便及排气时则有部分从前庭排出。大便漏出的多少与瘘道的粗细有关，有的排便时即可见会阴处有大便及气体漏出，有的排稀便时有大便漏出，有的仅仅发现内裤上有少许粪便。有的孩子出现前庭部红肿，常合并有尿道及阴道炎。

感染性直肠前庭瘘
应如何治疗？

2岁以下的感染性直肠前庭瘘由于患儿局部组织娇嫩且有自愈的可能性,所以可以暂时观察,保持肛周及会阴部清洁。2岁后可考虑手术治疗,常见的治疗方法有:经会阴瘘管切除瘘修补术、经直肠前庭瘘修补术。

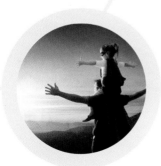

什么是肠息肉？有什么表现？

肠息肉(图 36)是指肠黏膜表面凸出的异常生长的组织。儿童型息肉主要发生在10 岁以下儿童,以 5 岁左右儿童最常见,男孩多于女孩。直肠和乙状结肠下段发病占绝大多数,可以单发或多发。息

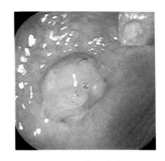

图 36　结肠息肉

肉呈球形或卵圆形,大多直径不超过 1cm,息肉的表面光滑,均有长蒂,为正常结肠黏膜,当蒂接近息肉时,黏膜上皮转为肉芽组织。息肉本身为细胞、血管组织,有急性、慢性炎症细胞浸润,同时有大小不等的囊腔,壁腔为分泌黏液的柱状上皮。病理上不属于肿瘤,而是一种错构瘤。

临床表现主要是大便带血或便后滴血,血的颜色鲜红,鲜血附着于大便表面,与大便不相混,出血量常不大。有的息肉蒂较长时,用力排便可脱出肛门口外,排便后又缩回。

肠息肉如何治疗?

⚙ **手法摘除**:蒂细位置低的息肉,可在门诊用手法摘除。即医师用示指在直肠内压迫蒂部,使蒂在顶端处断离,该方法一般出血不多,但摘除后需要观察。如蒂较粗,也可用手指将息肉带出肛门外,用丝线结扎后送回肛门,使其自行脱落。

⚙ **结肠镜切除**:对于位置较高的息肉,可在结肠镜检下用电刀切除。结肠镜下切除适用于绝大部分患儿。

⚙ **手术切除**:对于蒂较大或没有蒂的息肉,或者息肉过大内镜下电刀切除困难的患儿可考虑开腹手术治疗。小儿直肠息肉也有自行脱落的可能。

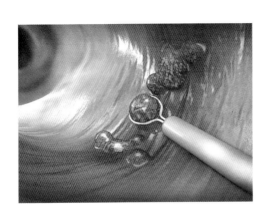

什么是肠重复畸形？
有哪些表现？

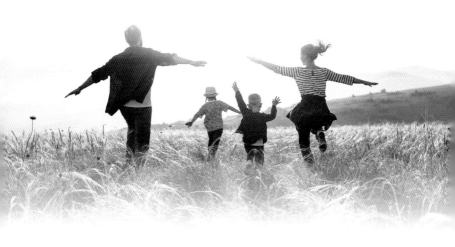

肠重复畸形是除了正常的消化道以外多发育的消化管道，是一种比较少见的先天性畸形。可发生在消化道的任何部位，常见发生的部位是回肠、回盲部。临床上分为肠囊肿、管型、憩室型、胸腔食管重复。有的孩子会并发其他畸形，如脊柱发育畸形、肠旋转不良、泌尿生殖畸形等。

临床表现：具体症状与重复的部位和病理改变有关。

🌼 出血：约 20%~50% 的肠重复畸形患儿因重复畸形管道中有胃黏膜及胰腺组织的移位，因此会造成与之交通邻近的消化道溃疡导致出血，多为暗红色血便，有时血量较大。

🌼 肠梗阻：因肠道畸形可发生肠扭转、肠套叠、肠坏死等相应症状。

🌼 腹膜炎：发生肠坏死、肠穿孔致腹膜炎。

🌼 腹部肿物：肠囊肿多表现为腹部肿物或梗阻。

🌼 有时仅在做其他检查中无意发现病变的影像学异常。

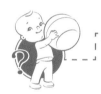

肠重复畸形如何治疗？

肠重复畸形可能导致肠梗阻、肠套叠、消化道出血、穿孔等并发症，一旦确诊均需手术治疗。手术方法如下：

✿ **单纯重复畸形切除术**：适用于来自后腹膜或悬挂于分离的肠系膜上的球形畸形。

✿ **重复肠管与其依附的正常肠管切除术**：适用于大部分小肠、结肠重复畸形。

✿ **开窗式内引流术**：适用于十二指肠重复畸形，即：将重复畸形与相邻的十二指肠壁部分切除，使两者相通，操作简单，效果满意。

✿ **中隔部分切除术**：适用于管状重复畸形使双腔变为单腔，有利于肠腔内容物通畅排出。

腹部创伤包括哪几种?

可分为开放伤和闭合伤两大类:

✿ 开放伤:又可分为穿透伤和非穿透伤两类,前者是指腹膜已经穿通,多数伴有腹腔内脏器损伤;后者是腹膜仍然完整,腹腔未与外界交通,但也有可能损伤腹腔内脏器。

✿ 闭合伤:系由挤压、碰撞和爆震等钝性暴力之后等引起,也可分为腹壁伤和腹腔内脏伤两类。与开放伤比较,闭合性损伤具有更为重要的临床意义。因为,开放性损伤即使涉及内脏,其诊断常较明确。闭合性损伤体表无伤口,要确定有无内脏损伤,有时是很困难的。如果不能在早期确定内脏是否受损,很可能贻误手术时机而导致严重后果。

腹部胃肠道创伤有哪些表现?

单纯腹壁损伤及胃肠道的挫伤的症状和体征一般较轻,常见为局限性腹壁肿、痛和压痛,有时可见皮下瘀斑。但是胃肠道破裂的主要临床表现是腹膜炎等,具体表现为:

🌼 **全身情况**:胃、十二指肠破裂,腹膜受胃肠液的强烈刺激,早期出现脉率加快、血压下降等休克表现,随后在细菌性腹膜炎明显时又再度恶化。回肠、结肠破裂,由于肠内容物刺激性较小,早期可无血压、脉搏改变。

🌼 **腹部压痛、反跳痛和肌紧张等腹膜刺激征**:受伤后有持续难以忍受的剧痛,即说明腹腔内有严重损伤。早期伤员诉说疼痛最重的部位以及压痛最明显处,常是脏器损伤的部位。

🌼 **肠鸣音减弱或消失**:由于腹膜炎肠麻痹致肠鸣音减弱或消失。

🌼 **腹胀**:早期无明显腹胀,晚期由于腹膜炎产生肠麻痹后,腹胀常明显。

❀ **恶心、呕吐**：胃肠液刺激腹膜，引起反射性恶心、呕吐，细菌性腹膜炎发生后，呕吐是肠麻痹的表现，多为持续性。

❀ **肝浊音界消失**：多表示空腔脏器破裂，气体进入腹腔形成膈下积气。

❀ **移动性浊音**：胃肠道内大量消化液进入腹腔。

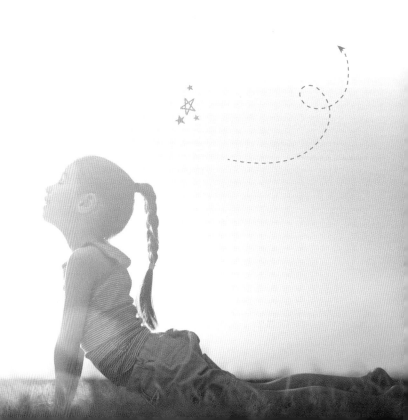

腹部胃肠道创伤如何治疗？

症状、体征较轻者,可以观察,但应密切观察患儿的生命体征、精神状况、血红蛋白、腹部症状等。以下情况者应急诊手术探查:

⚙ 闭合性腹部伤,腹腔穿刺阳性或 X 线检查示膈下有游离气体者。

⚙ 开放性腹部伤,有腹膜炎征象者。

⚙ 观察期间全身情况恶化,甚至休克者。

⚙ 患儿来院时,处于休克状态,应积极抗休克,可在急诊手术室边抗休克边手术抢救。

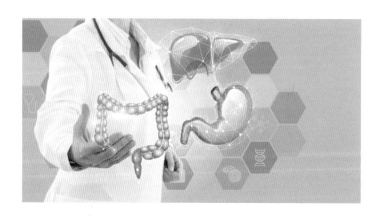

儿童吃了异物后该怎么办?

儿童吞食异物很常见,且异物种类多样。有的孩子吃了异物后家长及时发现,有的家长却并不知道,只是出现了症状到医院就诊后才发现。这类问题的处理与异物的种类和性质有关。如果异物是光滑、圆的,异物极可能从大便中排出,小儿像平时一样正常饮食,家长应仔细观察小儿的大便(至少3天),即嘱小儿每次大便于痰盂或盆内,从大便沉渣中去寻找异物。如果异物是尖锐的,如别针、发夹等,则要吃蔬菜(如韭菜等)将异物包裹住,避免异物损伤胃肠道黏膜,并使其随大便排出。如果是咬断了体温表将水银吞入,因水银较重,滞留在肠道皱襞内,易发生肠穿孔,应当密切加以观察。一般来说,只要异物顺利通过消化道内两处最狭窄的部位——幽门及肠回盲部,均能随大便自然排出。少数异物可在幽门、十二指肠、回盲部嵌顿,时间过长可发生局部炎症、溃疡、出血及穿孔等合并症,需要手术取出。对于停留在食管、胃内的异物应尽可能用食管镜或胃镜取出。对于一些特殊异物,如尖锐的金属异物(如各种针、刀)、化学及腐蚀性异物(如电池、纽扣电池等)、有磁性的异物(如磁铁类)等极有可能对肠管造成损伤,应尽早到医院手术治疗。

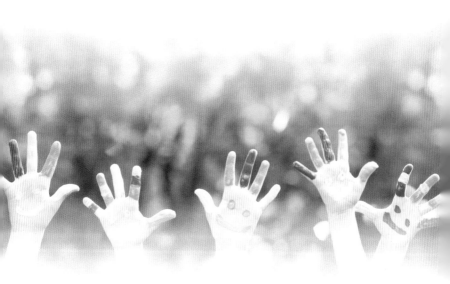

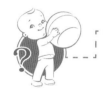

什么是脱肛？

脱肛（图37）是指小儿肛管直肠甚至部分结肠移位下降脱出肛门。婴幼儿的直肠与肛管上下处在一条直线上，其周围组织比较松弛，肌肉比较薄弱（尤其是营养不良或有消化性疾病的患儿），在2

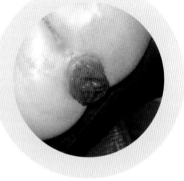

图37　脱肛

岁前后开始坐便盆排便，此时会阴底部所受腹压要大，大便也硬一些，如有便秘需使劲屏气，延长坐盆时间，或频繁腹泻、咳嗽、便秘等增加腹压的情况，均容易引起脱肛。多发生在4岁以内的小儿，但1岁以内的婴儿很少见到患此病，这个疾病随着年龄的增长大多可自行痊愈，大多数脱肛的患儿可在5岁之前自愈。

如何治疗脱肛?

脱肛的治疗方法如下:

✿ 保守疗法:如果脱肛继发于便秘、腹泻等这些原发病,原发病治好了,脱肛多能痊愈。治疗期间,要立位、侧卧位或仰卧位排便,小婴儿可直着腿把屎把尿,大孩子可坐高盆排便。坚持1~2个月,多数脱肛可以痊愈。当直肠脱出后,家长应及时使其复位,以免脱垂部位充血、水肿给复位带来困难。清洁肛周皮肤,用吊带将纱布垫固定于肛门两侧。若脱出时间长,脱出部位充血水肿,复位有困难,家长应立即带孩子到医院诊治。

✿ 注射疗法:将药液注射到直肠黏膜下层,使黏膜与肌层粘连,或将药液注射到直肠周围,使直肠周围组织经药液刺激与直肠产生粘连而使直肠固定,不再脱垂而痊愈,注射疗法存在一定风险在应用时应慎重。

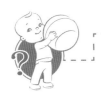

✿ 手术治疗:对于经久不愈的顽固脱肛、不能复位的嵌顿性脱肛,或脱出肠段发黑坏死者,应采取手术治疗。

55检